SOMMARIO

Conclusione: Il Viaggio Verso una Vita Salubre

- Riflessioni finali sul percorso del mangiare sano
- Risorse aggiuntive e letture consigliate
- Il tuo piano d'azione personalizzato

introduzione

Benvenuti in "Mangiare Sano: La Guida Completa per una Vita Salutare e Equilibrata". Sono entusiasta di accompagnarvi in questo viaggio verso una migliore consapevolezza alimentare e un benessere duraturo.

 In questo libro, troverete un compendio di conoscenze approfondite, consigli pratici e ricette deliziose che vi aiuteranno a trasformare le vostre abitudini alimentari.

Il cibo è molto più di una semplice necessità fisica; è un potente strumento che può influenzare profondamente la nostra salute, il nostro umore e la nostra energia quotidiana.

Tuttavia, in un mondo frenetico e sovraccarico di informazioni contrastanti, navigare nel vasto oceano delle scelte alimentari può essere un'impresa ardua. Questo ebook è stato concepito per semplificare questo processo e fornire una guida chiara e strutturata verso il mangiare sano.

ho voluto focalizzare l'attenzione su un periodo della vita in cui la carriera, le responsabilità familiari e gli impegni sociali possono rendere difficile mantenere un'alimentazione equilibrata. Questa guida è pensata per integrarsi facilmente con il vostro stile di vita, offrendo soluzioni pratiche e sostenibili per migliorare la vostra alimentazione senza sacrificare il gusto o il piacere di mangiare.

Nel corso dei capitoli, esploreremo i fondamenti della nutrizione, sfateremo miti comuni, e vi fornirò strumenti pratici per pianificare e preparare pasti sani e deliziosi.

Parleremo dell'importanza di una colazione nutriente,

scopriremo ricette rapide per pranzi e cene, e vi guiderò

nella scelta di snack salutari. Inoltre, affronteremo temi

cruciali come l'importanza dell'idratazione, le strategie per

mangiare sano fuori casa e il ruolo della psicologia

nell'alimentazione.

Il mio obiettivo è che, alla fine di questo ebook, abbiate non

solo le conoscenze necessarie per fare scelte alimentari più

sane, ma anche la motivazione e le risorse per mantenere

queste abitudini nel lungo termine. Ricordate, il mangiare

sano non è una dieta temporanea, ma uno stile di vita che vi

accompagnerà in ogni fase della vostra vita, migliorando la

vostra salute e il vostro benessere generale.

Preparatevi a scoprire un nuovo modo di mangiare, che vi

farà sentire meglio, più energici e in armonia con il vostro

corpo. Iniziamo insieme questo viaggio verso una vita più

salubre e equilibrata. Buona lettura e buon appetito!

Introduzione al Mangiare Sano

Il cibo è il nostro carburante, la fonte di energia che sostiene ogni aspetto della nostra vita. Tuttavia, non tutto il cibo è uguale, e ciò che mettiamo nei nostri piatti può avere un impatto significativo sulla nostra salute, il nostro umore e la nostra longevità. In questo primo capitolo, esploreremo l'importanza del mangiare sano, comprenderemo le basi della nutrizione e sfateremo alcuni miti comuni riguardo l'alimentazione.

L'importanza dell'alimentazione nella vita quotidiana

L'alimentazione gioca un ruolo centrale nel mantenimento della salute e nella prevenzione delle malattie. Una dieta equilibrata fornisce al corpo i nutrienti necessari per funzionare correttamente, supporta il sistema immunitario, migliora la salute mentale e può persino aumentare la longevità.

Salute fisica e prevenzione delle malattie

Una dieta ricca di frutta, verdura, cereali integrali, proteine magre e grassi sani può ridurre il rischio di malattie croniche come diabete, malattie cardiache e cancro. Questi alimenti sono ricchi di vitamine, minerali, antiossidanti e fibre, che lavorano insieme per mantenere il corpo sano.

Benessere mentale

L'alimentazione influisce anche sulla nostra salute mentale. Nutrienti come gli omega-3, le vitamine del gruppo B e il magnesio sono essenziali per il funzionamento del cervello e possono aiutare a prevenire disturbi come la depressione e l'ansia. Mangiare sano contribuisce a stabilizzare l'umore, aumentare l'energia e migliorare la concentrazione.

Qualità della vita

Una dieta equilibrata non solo previene le malattie, ma migliora anche la qualità della vita. Sentirsi bene fisicamente e mentalmente permette di godere appieno delle attività quotidiane, migliorando il rendimento sul lavoro, nelle relazioni e nelle passioni personali.

Comprendere le basi della nutrizione

Per mangiare in modo sano, è fondamentale comprendere le basi della nutrizione. Questo include la conoscenza dei macronutrienti e dei micronutrienti, nonché la comprensione di come bilanciare questi elementi nei pasti quotidiani.

Macronutrienti: carboidrati, proteine e grassi

- Carboidrati: Sono la principale fonte di energia del corpo. È importante scegliere carboidrati complessi, come quelli presenti nei cereali integrali, nella frutta e nelle verdure, invece di quelli raffinati e zuccherati.

- Proteine: Essenziali per la crescita e la riparazione dei tessuti, le proteine si trovano in carne, pesce, legumi, uova e latticini. Le proteine vegetali, come quelle nei legumi e nei cereali, sono ottime opzioni per una dieta equilibrata.

- *Grassi:* Non tutti i grassi sono dannosi. I grassi sani, come quelli presenti nell'olio d'oliva, nell'avocado, nelle noci e nei semi, sono vitali per la salute del cuore e del cervello.

Micronutrienti: vitamine e minerali essenziali

- *Vitamine:* Vitamine come A, C, D, E e quelle del gruppo B sono necessarie per molte funzioni corporee, dalla visione alla salute della pelle, alla produzione di energia.

- *Minerali:* Minerali come calcio, magnesio, potassio e ferro sono cruciali per la salute delle ossa, la funzione muscolare e la produzione di sangue.

L'equilibrio nutrizionale: come bilanciare i pasti

Un pasto equilibrato dovrebbe contenere una combinazione di carboidrati, proteine e grassi, insieme a una varietà di vitamine e minerali. Imparare a costruire piatti bilanciati è una competenza fondamentale per mantenere una dieta sana nel lungo termine.

Miti e realtà sul cibo salutare

Esistono molti miti e idee sbagliate riguardo al mangiare sano. È importante sfatarli per costruire una comprensione più accurata e benefica dell'alimentazione.

Mito 1: Mangiare sano è costoso

La realtà è che mangiare sano non deve essere costoso. Pianificando i pasti, acquistando prodotti di stagione e scegliendo alimenti integrali, è possibile mantenere una dieta equilibrata anche con un budget limitato.

Mito 2: Tutti i grassi sono cattivi

Come accennato, non tutti i grassi sono dannosi. I grassi trans e saturi in eccesso possono essere dannosi, ma i grassi insaturi sono benefici e necessari per una buona salute.

Mito 3: Le diete drastiche sono efficaci

Le diete drastiche possono portare a una perdita di peso temporanea, ma spesso non sono sostenibili e possono danneggiare il metabolismo. Un approccio graduale e sostenibile al mangiare sano è sempre più efficace nel lungo termine.

Conclusione

Comprendere l'importanza dell'alimentazione, i fondamenti della nutrizione e sfatare i miti comuni è il primo passo per intraprendere un viaggio verso una vita più sana e equilibrata. Nei capitoli successivi, approfondiremo queste conoscenze e vi fornirò strumenti pratici per applicarle nella vostra vita quotidiana. Mangiare sano è un viaggio continuo e, con le giuste informazioni e un po' di impegno, potete fare scelte che migliorano la vostra salute e il vostro benessere complessivo. Benvenuti in questo viaggio verso una nuova versione di voi stessi!

Fondamenti della Nutrizione

Benvenuti al secondo capitolo di "Mangiare Sano: La Guida Completa per una Vita Salutare e Equilibrata". Ora che abbiamo introdotto l'importanza del mangiare sano, è il momento di immergersi nei fondamenti della nutrizione. Questo capitolo vi fornirà una comprensione approfondita dei macronutrienti e micronutrienti, e vi guiderà su come bilanciare i pasti per garantire un apporto nutrizionale completo.

Macronutrienti: Carboidrati, Proteine e Grassi

I macronutrienti sono i nutrienti di cui il nostro corpo ha bisogno in quantità maggiori e che forniscono l'energia necessaria per svolgere le attività quotidiane. Essi includono carboidrati, proteine e grassi.

Carboidrati: La Principale Fonte di Energia

I carboidrati sono la principale fonte di energia per il corpo. Vengono suddivisi in glucosio, che è utilizzato dalle cellule per produrre energia. Esistono due tipi di carboidrati:

- Carboidrati semplici: Si trovano in zuccheri naturali come quelli della frutta e in zuccheri aggiunti come quelli nei dolci. Forniscono energia rapida ma spesso mancano di valore nutritivo.

- *Carboidrati complessi:* Presenti in cereali integrali, legumi e verdure. Forniscono energia sostenuta e sono ricchi di fibre, che aiutano nella digestione e nel controllo dei livelli di zucchero nel sangue.

Proteine: I Mattoni del Corpo

Le proteine sono essenziali per la crescita, la riparazione dei tessuti e la produzione di enzimi e ormoni. Le fonti di proteine possono essere di origine animale o vegetale:

- Proteine animali: Carne, pesce, uova e latticini. Forniscono tutti gli aminoacidi essenziali di cui il corpo ha bisogno.

- Proteine vegetali: Legumi, noci, semi e alcuni cereali. Possono necessitare di combinazioni per fornire un profilo aminoacidico completo, come riso e fagioli.

Grassi: Essenziali per la Salute

I grassi sono spesso fraintesi, ma sono cruciali per molte funzioni corporee, inclusa la protezione degli organi, la produzione di ormoni e l'assorbimento di vitamine liposolubili (A, D, E, K). Esistono tre tipi principali di grassi:

- Grassi saturi: Presenti in carne rossa, burro e formaggi. Consumati in eccesso, possono aumentare il rischio di malattie cardiache.

- Grassi insaturi: Divisi in monoinsaturi e polinsaturi. Si trovano in oli vegetali, pesce, noci e semi. Sono benefici per il cuore e possono ridurre il colesterolo cattivo.

- Grassi trans: Presenti in alimenti processati e fritti. Sono dannosi per la salute e dovrebbero essere evitati.

Micronutrienti: Vitamine e Minerali Essenziali

I micronutrienti, pur essendo necessari in quantità minori rispetto ai macronutrienti, sono fondamentali per la salute. Essi includono vitamine e minerali che supportano una vasta gamma di funzioni corporee.

Vitamine: Regolatori Essenziali

Le vitamine sono composti organici che supportano il metabolismo, la funzione immunitaria e la crescita. Esistono due categorie principali:

- Vitamine liposolubili: A, D, E, K. Vengono immagazzinate nel corpo e sono assorbite meglio con il consumo di grassi.

- Vitamine idrosolubili: C e le vitamine del gruppo B. Non vengono immagazzinate a lungo e devono essere assunte regolarmente attraverso la dieta.

Minerali: Costituenti Inorganici Vitali

I minerali sono elementi inorganici che svolgono ruoli chiave nella salute delle ossa, nella produzione di energia e nel funzionamento del sistema nervoso. Essi includono:

- Macro-minerali: Calcio, magnesio, sodio, potassio. Necessari in quantità maggiori.

- Micro-minerali: Ferro, zinco, rame, selenio. Necessari in quantità minori, ma comunque essenziali.

L'Equilibrio Nutrizionale: Come Bilanciare i Pasti

Un pasto equilibrato è fondamentale per garantire che il corpo riceva tutti i nutrienti di cui ha bisogno. Un piatto bilanciato dovrebbe includere una combinazione di carboidrati complessi, proteine magre e grassi sani, insieme a una varietà di vitamine e minerali.

Costruire un Piatto Bilanciato

- *Metà del piatto: Verdure e frutta. Ricche di fibre, vitamine e minerali.*

- *Un quarto del piatto: Proteine. Scegliete fonti magre come pollo, pesce, legumi o tofu.*

- *Un quarto del piatto: Carboidrati complessi. Optate per cereali integrali come riso integrale, quinoa o patate dolci.*

- **Grassi sani:** Aggiungete una piccola quantità di grassi sani, come avocado, noci o olio d'oliva.

Esempi di Pasti Bilanciati

- **Colazione:** Yogurt greco con frutta fresca, noci e un filo di miele. Accompagnato da una fetta di pane integrale.

- **Pranzo:** Insalata di quinoa con verdure grigliate, ceci e una vinaigrette a base di olio d'oliva.

- **Cena:** Salmone al forno con spinaci saltati e patate dolci al forno.

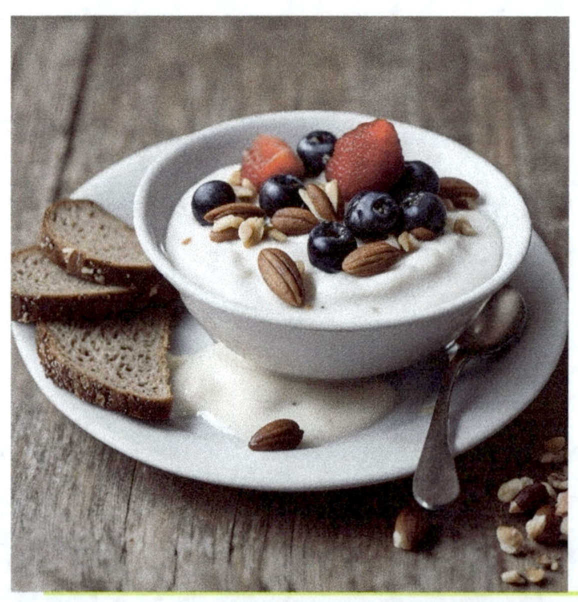

Conclusione

Comprendere i fondamenti della nutrizione è essenziale per fare scelte alimentari informate e salutari. I macronutrienti e i micronutrienti lavorano insieme per sostenere tutte le funzioni corporee, e bilanciare i pasti è la chiave per garantire che il corpo riceva tutto ciò di cui ha bisogno. Nei capitoli successivi, esploreremo come applicare queste conoscenze nella pianificazione dei pasti, nella preparazione di ricette deliziose e nell'adozione di abitudini alimentari sane che si adattano al vostro stile di vita. Iniziamo a costruire le basi per una vita salubre ed equilibrata, un pasto alla volta.

Pianificazione dei Pasti

Benvenuti al terzo capitolo di "Mangiare Sano: La Guida Completa per una Vita Salutare e Equilibrata". Ora che abbiamo esplorato i fondamenti della nutrizione, è il momento di passare alla pratica: la pianificazione dei pasti. Pianificare i pasti in anticipo è una strategia efficace per assicurarsi di seguire una dieta equilibrata, risparmiare tempo e denaro e ridurre lo stress legato alla preparazione dei pasti. In questo capitolo, vi guiderò attraverso i principi della pianificazione dei pasti, la spesa intelligente e le tecniche di preparazione per rendere il processo più agevole e piacevole.

Come Creare un Piano Alimentare Settimanale

La creazione di un piano alimentare settimanale è il primo passo per garantire una dieta sana e bilanciata. Un piano ben strutturato può aiutarvi a variare i pasti, a evitare gli sprechi alimentari e a mantenere il controllo delle porzioni.

Stabilire Obiettivi e Preferenze

Prima di iniziare, è importante stabilire i vostri obiettivi nutrizionali e considerare le preferenze alimentari. Che si tratti di perdere peso, aumentare la massa muscolare o semplicemente mangiare in modo più sano, avere chiari i vostri obiettivi vi aiuterà a pianificare di conseguenza.

Pianificare i Pasti Principali

- **Colazione**: Iniziate la giornata con una colazione nutriente. Pianificate opzioni che combinano proteine, carboidrati complessi e grassi sani.

- **Pranzo**: Optate per pranzi che possono essere preparati in anticipo e facilmente trasportabili, come insalate, panini integrali e zuppe.

- **Cena**: Prevedete cene bilanciate e variate, includendo una fonte di proteine, verdure e carboidrati complessi.

Includere Snack Salutari

Gli snack possono aiutare a mantenere i livelli di energia tra i pasti principali. Pianificate snack nutrienti come frutta, verdure con hummus, yogurt e noci.

Utilizzare un Modello di Pianificazione

Un modello settimanale può facilitare la pianificazione.

Ad esempio:

- Lunedì: Pollo alla griglia con verdure al vapore e riso integrale.

- Martedì: Insalata di quinoa con ceci e verdure fresche.

- Mercoledì: Salmone al forno con patate dolci e broccoli.

- Giovedì: Pasta integrale con salsa di pomodoro e lenticchie.

- Venerdì: Tofu stir-fry con verdure miste e riso basmati.

- Sabato: Wrap integrale con tacchino, avocado e insalata.

- Domenica: Zuppa di legumi con pane integrale.

La Spesa Intelligente: Scegliere Alimenti Freschi e di Stagione

Una spesa ben pianificata è fondamentale per mantenere una dieta sana e ridurre gli sprechi. Scegliere alimenti freschi e di stagione non solo migliora la qualità nutrizionale dei vostri pasti, ma può anche essere più conveniente.

Preparare una Lista della Spesa

Basate la vostra lista della spesa sul piano alimentare settimanale. Dividete la lista in categorie (frutta, verdura, proteine, latticini, cereali, ecc.) per rendere la spesa più efficiente.

Scegliere Alimenti di Stagione

Gli alimenti di stagione sono spesso più freschi, saporiti e meno costosi. Informatevi sui prodotti stagionali della vostra zona e incorporate questi alimenti nel vostro piano alimentare.

Fare la Spesa con Consapevolezza

- Leggere le etichette: Controllate le etichette per evitare zuccheri aggiunti, grassi trans e ingredienti artificiali.

- Acquistare in blocco: Gli alimenti non deperibili, come legumi secchi, cereali integrali e noci, possono essere acquistati in quantità maggiori per risparmiare.

- Ridurre gli sprechi: Pianificate i pasti in modo da utilizzare gli avanzi e ridurre gli sprechi alimentari.

Preparazione dei Pasti: Tecniche e Trucchi per Risparmiare Tempo

La preparazione dei pasti in anticipo è un modo efficace per mantenere una dieta sana anche durante le settimane più impegnative. Ecco alcune tecniche e trucchi per ottimizzare il tempo in cucina.

Batch Cooking: Cucinare in Blocco

Cucinare in blocco significa preparare grandi quantità di cibo in una sola volta, per poi suddividerlo in porzioni per tutta la settimana. Questo metodo è particolarmente utile per pasti come zuppe, stufati, cereali e proteine.

Preparazione degli Ingredienti

Dedicate del tempo a lavare, tagliare e conservare gli ingredienti principali. Ad esempio, potete lavare e tagliare verdure, cucinare cereali e proteine, e preparare salse o condimenti in anticipo.

Utilizzare Elettrodomestici da Cucina

Strumenti come la pentola a pressione, il slow cooker e il food processor possono rendere la preparazione dei pasti più veloce e semplice. Sperimentate con queste attrezzature per trovare il metodo che meglio si adatta al vostro stile di vita.

Conservazione e Riutilizzo

Conservate i pasti preparati in contenitori ermetici e etichettateli con la data di preparazione. Sfruttate gli avanzi in modo creativo, ad esempio trasformando una cena in un pranzo diverso il giorno successivo.

Conclusione

La pianificazione dei pasti è una componente chiave per mantenere una dieta sana e bilanciata. Con un po' di organizzazione e alcuni semplici trucchi, potete semplificare il processo e garantire che ogni pasto sia nutriente e gustoso. Nei capitoli successivi, esploreremo in dettaglio come preparare colazioni nutrienti, pranzi e cene salutari, e come scegliere snack e bevande che supportino il vostro benessere. Pianificate, preparate e godetevi il viaggio verso una vita più sana e equilibrata.

La Colazione: Il Pasto Più Importante della Giornata

Benvenuti al quarto capitolo di "Mangiare Sano: La Guida Completa per una Vita Salutare e Equilibrata". La colazione è spesso definita il pasto più importante della giornata, e per buoni motivi. In questo capitolo, esploreremo l'importanza della colazione, i suoi benefici per la salute e come preparare colazioni nutrienti che vi daranno l'energia necessaria per affrontare la giornata.

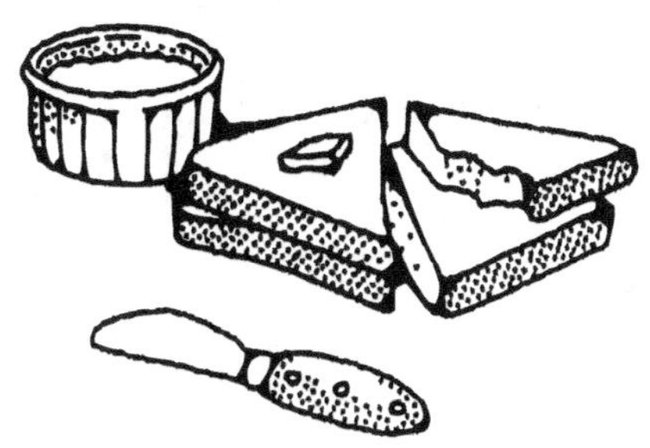

L'Importanza della Colazione

La colazione interrompe il digiuno notturno, rifornendo il corpo e il cervello con il glucosio necessario per iniziare la giornata. Inoltre, apporta importanti nutrienti che aiutano a mantenere la concentrazione e le prestazioni fisiche.

Benefici Metabolici

Mangiare una colazione equilibrata può accelerare il metabolismo, aiutando a bruciare calorie durante il giorno. Fornisce anche il carburante necessario per le attività mattutine, evitando cali di energia.

Controllo del Peso

Studi hanno dimostrato che chi fa colazione regolarmente tende a mantenere un peso corporeo più sano. La colazione può ridurre la fame durante la giornata, diminuendo la probabilità di spuntini eccessivi e di scelte alimentari poco salutari.

Miglioramento della Funzione Cognitiva

Una colazione ricca di nutrienti può migliorare la memoria, la concentrazione e le prestazioni cognitive. Bambini e adulti che fanno colazione tendono a performare meglio nelle attività che richiedono attenzione e memoria a breve termine.

Componenti di una Colazione Equilibrata

Una colazione sana dovrebbe includere una combinazione di carboidrati complessi, proteine e grassi sani, insieme a vitamine e minerali essenziali.

Carboidrati Complessi

I carboidrati complessi forniscono energia sostenuta e sono ricchi di fibre. Buone scelte includono:

- Avena
- Cereali integrali
- Frutta fresca

Proteine

Le proteine aiutano a mantenere la sazietà e a costruire e riparare i tessuti corporei. Fonti proteiche ideali per la colazione includono:

- Uova

- Yogurt greco

- Latte o alternative vegetali fortificate

- Tofu

Grassi Sani

I grassi sani sono essenziali per l'assorbimento delle vitamine liposolubili e per fornire energia. Esempi di grassi sani da includere nella colazione sono:

- Noci e semi

- Avocado

- Burro di noci

Idee e Ricette per Colazioni Nutritive

Ora che comprendiamo l'importanza di una colazione equilibrata, esploriamo alcune idee e ricette che possono aiutarvi a iniziare la giornata nel modo giusto.

Porridge di Avena con Frutta e Noci

Il porridge di avena è una colazione classica e versatile. Ricco di fibre, può essere personalizzato con diversi ingredienti per aggiungere varietà e gusto.

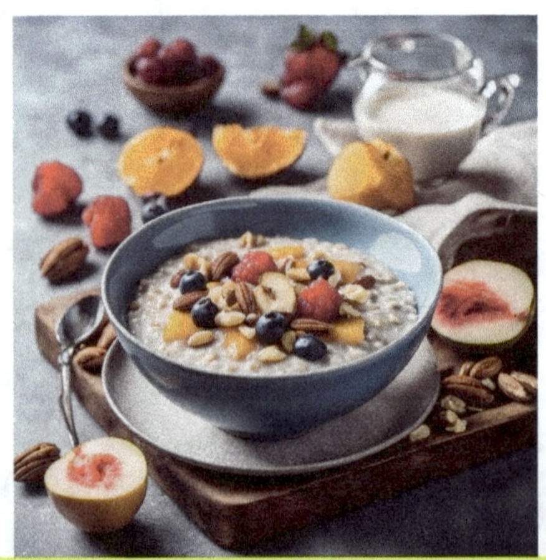

Ingredienti:

- 1 tazza di avena
- 2 tazze di latte o latte vegetale
- 1 cucchiaio di semi di chia
- 1 banana affettata
- 1/4 di tazza di noci tritate
- 1 cucchiaio di miele o sciroppo d'acero
- Frutti di bosco freschi

Preparazione:

Preparazione:

1. In una pentola, portate a ebollizione il latte e aggiungete l'avena e i semi di chia.

2. Cuocete a fuoco medio-basso per circa 10 minuti, mescolando di tanto in tanto, fino a ottenere una consistenza cremosa.

3. Versate il porridge in una ciotola e guarnite con banana, noci, miele e frutti di bosco.

Smoothie Proteico con Verdure e Frutta

I frullati sono una soluzione rapida e nutriente per chi ha poco tempo al mattino. Possono essere preparati in pochi minuti e sono facilmente trasportabili.

Ingredienti:

- 1 tazza di spinaci freschi
- 1 banana
- 1/2 tazza di mirtilli
- 1/2 tazza di yogurt greco
- 1 cucchiaio di burro di mandorle
- 1 cucchiaio di semi di lino macinati
- 1 tazza di latte o latte vegetale

Preparazione:

1. Mettete tutti gli ingredienti in un frullatore.
2. Frullate fino a ottenere una consistenza omogenea.
3. Versate in un bicchiere e godetevi il vostro smoothie ricco di proteine e fibre.

Toast di Avocado con Uova in Camicia

Il toast di avocado è una colazione popolare e salutare. Aggiungendo un uovo in camicia, aumentate l'apporto proteico e rendete il pasto ancora più nutriente.

Ingredienti:

- 1 fetta di pane integrale

- 1/2 avocado maturo

- 1 uovo

- Succo di limone

- Sale e pepe

- Peperoncino in scaglie (opzionale)

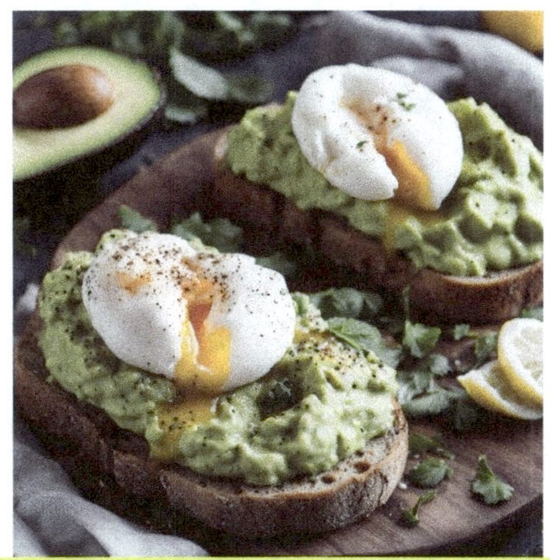

Preparazione:

1. Tostate la fetta di pane integrale.

2. Schiacciate l'avocado con una forchetta e mescolate con un po' di succo di limone, sale e pepe.

3. Spalmate l'avocado sul pane tostato.

4. In una pentola con acqua bollente, create un vortice con un cucchiaio e rompete l'uovo al centro. Cuocete per 3-4 minuti fino a che l'albume è cotto ma il tuorlo è ancora morbido.

5. Adagiate l'uovo in camicia sul toast di avocado e condite con sale, pepe e peperoncino in scaglie, se desiderato.

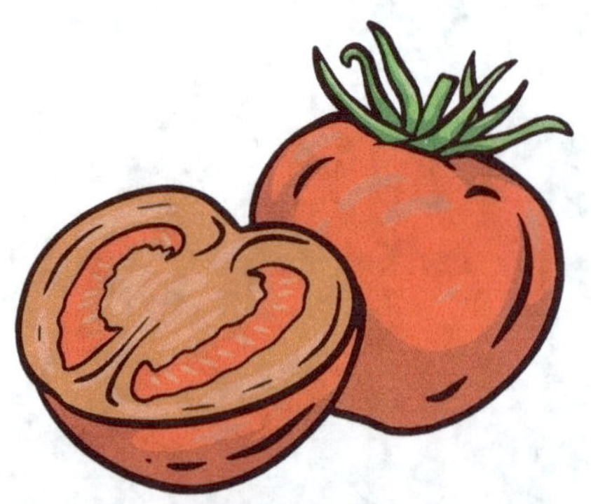

Yogurt Greco con Frutta e Semi

Lo yogurt greco è ricco di proteine e calcio. Abbinato a frutta fresca e semi, diventa una colazione completa e bilanciata.

Ingredienti:

- 1 tazza di yogurt greco

- 1/2 tazza di fragole affettate

- 1/4 di tazza di muesli

- 1 cucchiaio di semi di chia

- 1 cucchiaio di miele

Preparazione:

1. Mettete lo yogurt greco in una ciotola.

2. Aggiungete le fragole, il muesli e i semi di chia.

3. Condite con il miele e mescolate delicatamente.

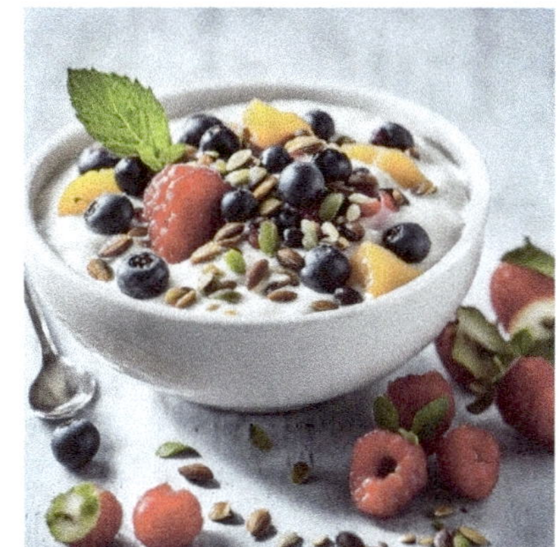

Frittata di Verdure

La frittata è un'ottima opzione per incorporare proteine e verdure nella colazione. È facile da preparare e può essere personalizzata con i vostri ingredienti preferiti.

Ingredienti:

- 2 uova

- 1/4 di tazza di latte

- 1/2 peperone tagliato a dadini

- 1/4 di cipolla tritata

- 1 manciata di spinaci

- Sale e pepe

- Olio d'oliva

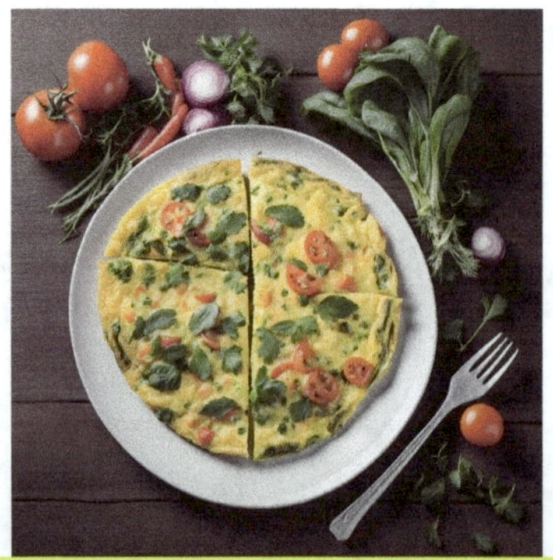

Preparazione:

1. In una ciotola, sbattete le uova con il latte, il sale e il pepe.

2. In una padella, scaldate l'olio d'oliva e soffriggete la cipolla e il peperone fino a che sono teneri.

3. Aggiungete gli spinaci e cuocete fino a che appassiscono.

4. Versate il composto di uova nella padella e cuocete a fuoco medio-basso fino a che la frittata è cotta ma ancora morbida al centro.

5. Servite calda, magari accompagnata da una fetta di pane integrale.

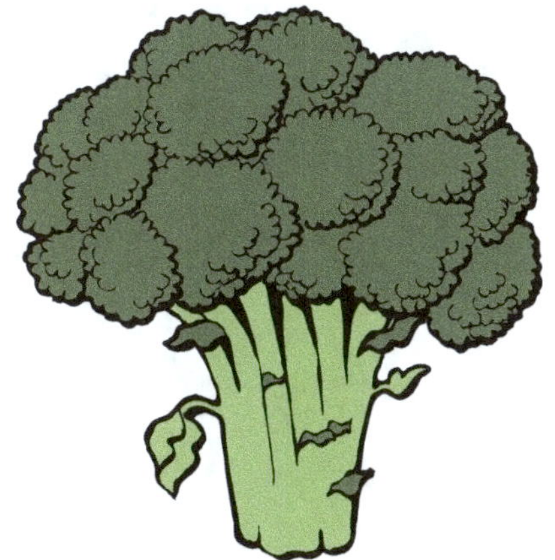

Conclusione

La colazione è un momento cruciale della giornata, e con le giuste ricette, può diventare un'occasione per nutrire il corpo con ingredienti salutari e gustosi. Provate a sperimentare con queste idee e trovate le combinazioni che più vi piacciono. Nei prossimi capitoli, continueremo a esplorare altri pasti importanti e come rendere ogni momento della giornata un'opportunità per mangiare in modo sano ed equilibrato. Buona colazione e buona giornata!

Pranzi Nutrienti e Bilanciati

Benvenuti al quinto capitolo di "Mangiare Sano: La Guida Completa per una Vita Salutare e Equilibrata". Dopo aver esplorato l'importanza della colazione, è ora di concentrarci sul pranzo. Un pranzo nutriente e bilanciato è fondamentale per mantenere l'energia e la concentrazione durante il pomeriggio. In questo capitolo, discuteremo l'importanza del pranzo, come comporre un pasto equilibrato e proporremo alcune idee e ricette che vi aiuteranno a rendere il vostro pranzo sano e delizioso.

L'Importanza del Pranzo

Il pranzo è il pasto che interrompe la giornata e rifornisce il corpo di energia e nutrienti necessari per affrontare il pomeriggio. Mangiare un pranzo equilibrato aiuta a mantenere costanti i livelli di zucchero nel sangue, prevenendo i cali di energia e migliorando la produttività.

Benefici Energetici

Un pranzo ricco di carboidrati complessi, proteine e grassi sani fornisce energia sostenuta, evitando picchi e cali improvvisi che possono portare a stanchezza e difficoltà di concentrazione.

Controllo della Fame

Un pasto bilanciato a metà giornata aiuta a controllare la fame e riduce la probabilità di fare spuntini non salutari nel pomeriggio. Questo può contribuire al mantenimento di un peso corporeo sano.

Miglioramento delle Prestazioni Cognitive

Come la colazione, anche il pranzo ha un impatto significativo sulle funzioni cognitive. Mangiare un pranzo nutriente può migliorare la memoria, la concentrazione e la capacità decisionale.

Componenti di un Pranzo Bilanciato

Un pranzo equilibrato dovrebbe includere una combinazione di carboidrati complessi, proteine magre, grassi sani e una varietà di vitamine e minerali.

Carboidrati Complessi

I carboidrati complessi, come cereali integrali, legumi e verdure, forniscono energia a lungo termine e sono ricchi di fibre, che aiutano la digestione e il controllo dei livelli di zucchero nel sangue.

Proteine Magre

Le proteine sono essenziali per la crescita e la riparazione dei tessuti. Fonti di proteine magre includono pollo, pesce, tofu, legumi e latticini a basso contenuto di grassi.

Grassi Sani

I grassi sani, come quelli presenti in avocado, noci, semi e olio d'oliva, sono importanti per l'assorbimento delle vitamine e per la salute del cuore.

Verdure e Frutta

Le verdure e la frutta forniscono una vasta gamma di vitamine, minerali e antiossidanti. Assicuratevi di includere una varietà di colori e tipi per massimizzare i benefici nutrizionali.

Idee e Ricette per Pranzi Sani

Esploriamo alcune idee e ricette che possono rendere il vostro pranzo nutriente, equilibrato e gustoso.

Insalata di Quinoa con Verdure e Ceci

L'insalata di quinoa è una scelta versatile e ricca di nutrienti. È facile da preparare in anticipo e può essere personalizzata con i vostri ingredienti preferiti.

Ingredienti:

- 1 tazza di quinoa
- 2 tazze di acqua
- 1 tazza di ceci cotti
- 1 peperone rosso, tagliato a dadini
- 1 cetriolo, tagliato a dadini
- 1/4 di tazza di olive nere affettate

- 1/4 di tazza di feta sbriciolata

- 2 cucchiai di olio d'oliva

- Succo di 1 limone

- Sale e pepe

- Prezzemolo fresco tritato

Preparazione:

1. Sciacquate la quinoa sotto acqua corrente. Portate l'acqua a ebollizione, aggiungete la quinoa e cuocete a fuoco basso per 15 minuti, o fino a che l'acqua è assorbita.

2. Lasciate raffreddare la quinoa, quindi mescolatela con i ceci, il peperone, il cetriolo, le olive e la feta.

3. Condite con olio d'oliva, succo di limone, sale e pepe.

4. Aggiungete il prezzemolo tritato e mescolate bene.

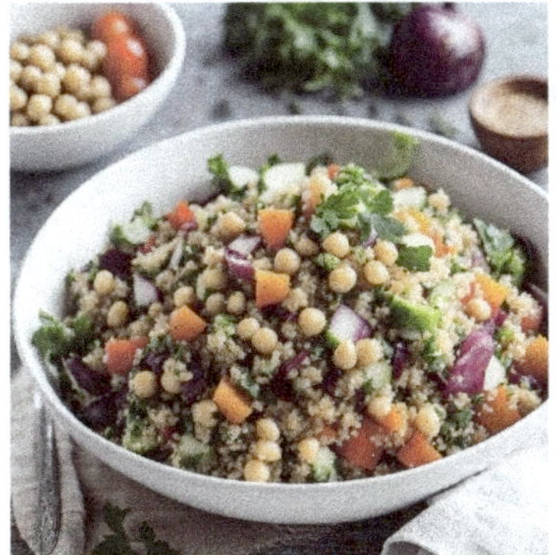

Wrap Integrale con Pollo e Verdure

I *wrap* sono una soluzione pratica e veloce per un pranzo bilanciato. Scegliendo ingredienti integrali e proteine magre, potete creare un pasto sano e soddisfacente.

Ingredienti:

- 1 tortilla integrale
- 100g di petto di pollo grigliato, tagliato a strisce
- 1/2 avocado, affettato
- 1/2 pomodoro, affettato
- 1/4 di cipolla rossa, affettata sottilmente
- 1 tazza di spinaci freschi
- 2 cucchiai di hummus

Preparazione:

1. Scaldate leggermente la tortilla in una padella.
2. Spalmate l'hummus sulla tortilla.
3. Aggiungete il pollo, l'avocado, il pomodoro, la cipolla e gli spinaci.
4. Arrotolate la tortilla e tagliatela a metà per servire.

Zuppa di Lenticchie e Verdure

Le zuppe sono perfette per un pranzo caldo e nutriente, specialmente nei mesi più freddi. Questa zuppa di lenticchie è ricca di proteine e fibre.

Ingredienti:

- 1 tazza di lenticchie rosse

- 1 cipolla, tritata

- 2 carote, affettate

- 2 gambi di sedano, affettati

- 2 spicchi d'aglio, tritati

- 1 lattina di pomodori a cubetti

- 1,5 litri di brodo vegetale

- 1 cucchiaio di olio d'oliva

- 1 cucchiaino di cumino in polvere

- Sale e pepe

- Prezzemolo fresco tritato per guarnire

Preparazione:

1. In una pentola grande, scaldate l'olio d'oliva e soffriggete la cipolla, le carote, il sedano e l'aglio fino a che sono teneri.

2. Aggiungete le lenticchie, i pomodori, il brodo e il cumino.

3. Portate a ebollizione, poi abbassate il fuoco e lasciate sobbollire per circa 30 minuti, o fino a che le lenticchie sono cotte.

4. Regolate di sale e pepe.

5. Servite la zuppa calda, guarnita con prezzemolo fresco.

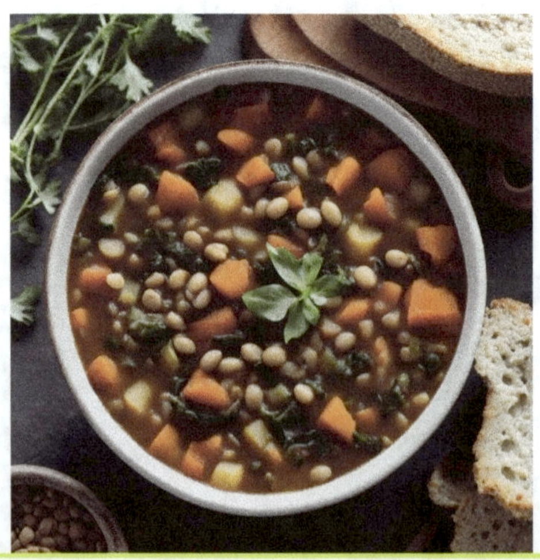

Conclusione

Un pranzo nutriente e bilanciato è essenziale per mantenere
energia e concentrazione durante il pomeriggio.

Sperimentare con diverse combinazioni di carboidrati
complessi, proteine magre, grassi sani e verdure può rendere
il pranzo un momento piacevole e nutriente della giornata.

Nei prossimi capitoli, continueremo ad esplorare come
creare cene salutari, scegliere snack nutrienti e mantenere
abitudini alimentari sane in ogni momento della giornata.

Buon appetito!

Cene Salutari e Sazievoli

Benvenuti al sesto capitolo di "Mangiare Sano: La Guida Completa per una Vita Salutare ed Equilibrata". La cena è spesso vista come il pasto in cui ci si rilassa dopo una giornata impegnativa, ma è anche un'opportunità per fornire al corpo nutrienti essenziali e favorire una buona digestione notturna. In questo capitolo, discuteremo l'importanza di una cena bilanciata, come comporre un pasto serale salutare e proporremo alcune idee e ricette per scene nutrienti e sazienti.

L'importanza della cena

La cena è l'ultimo pasto della giornata e gioca un ruolo cruciale nel completare il fabbisogno nutrizionale giornaliero. Una cena ben pianificata può contribuire a una migliore qualità del sonno e al recupero muscolare, oltre a favorire la digestione.

Benefici per la gestione

Consumare una cena leggera e nutriente può migliorare la digestione e prevenire problemi come il reflusso acido e l'indigestione. Evitare pasti pesanti o ricchi di grassi poco prima di andare a letto è fondamentale per una buona digestione.

Promozione del Sonno

Alcuni nutrienti, come il triptofano, il magnesio e le vitamine del gruppo B, possono aiutare a promuovere un sonno ristoratore. Alimenti come tacchino, noci, semi e verdure a foglia verde possono essere utilizzati a questo scopo.

Recupero Muscolare

La cena è un momento ideale per consumare proteine che aiutano nel recupero muscolare dopo un'attività fisica. Questo è particolarmente importante per chi si allena nel pomeriggio o la sera.

Componenti di una Cena Equilibrata

Una cena equilibrata dovrebbe includere proteine magre, carboidrati complessi, grassi sani e una varietà di verdure per fornire un ampio spettro di nutrienti.

Proteine Magre

Le proteine sono essenziali per la riparazione e la crescita muscolare. Alcune buone fonti di proteine magre includono:

- Pesce (come salmone o trota)
- Pollo senza pelle
- tofu
- Legumi (come lenticchie e fagioli)

Carboidrati complessi

I carboidrati complessi forniscono energia duratura e sono ricchi di fibre. Scegli per:

- Cereali integrali (come quinoa, riso integrale o farro)
- Patate dolci
- Verdure ricche di amido (come zucca e piselli)

Grassi Sani

- I grassi sani sono importanti per il benessere generale e possono aiutare a sentirsi sazi più a lungo. Alcune buone fonti includono:
- Olio d'oliva
- Avocado
- Noci e semi

Verdure

Le verdure dovrebbero costituire una parte significativa della tua cena, fornendo vitamine, minerali e fibre. Cerca di includere una varietà di colori e tipi di verdure.

Idee e Ricette per Cene Nutrienti

Esploriamo alcune idee e ricette che possono aiutare a preparare scene salutari, gustose e soddisfacenti.

Salmone al Forno con Verdure al Vapore

Il salmone è una fonte eccellente di proteine e acidi grassi omega-3, che sono benefici per la salute del cuore.

Ingredienti:

- 2 filetti di salmone
- 1 limone, affettato
- 2 spicchi d'aglio tritati
- 1 cucchiaio di olio d'oliva
- 1 broccolo, tagliato a cimette
- 2 carote, affettate
- Sale e pepe
- Prezzemolo affresco per guarnire

Preparazione:

1. Preriscaldare il forno a 200°C.

2. Disponete i filetti di salmone su una teglia foderata con carta da forno. Conditeli con olio d'oliva, aglio, sale e pepe.

3. Adagiate le fette di limone sopra i filetti di salmone.

4. Infornate per 15-20 minuti, o fino a quando il salmone è cotto.

5. Nel frattempo, cuocete a vapore il broccolo e le carote fino a quando sono teneri.

6. Servite il salmone con le verdure al vapore e guarnite con prezzemolo fresco.

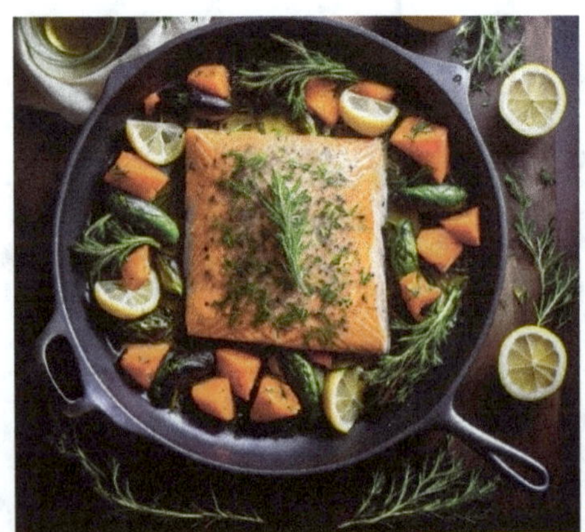

Stir-Fry di Tofu e Verdure

Lo stir-fry è una cena veloce e versatile che può essere personalizzata con i vostri ingredienti preferiti.

Ingredienti:

- 1 blocco di tofu, tagliato a cubetti
- 1 peperone rosso, affettato
- 1 zucchina affettata
- 1 carota affettata
- 1 cipolla affettata
- 2 spicchi d'aglio tritati
- 2 cucchiai di salsa di soia a basso contenuto di sodio
- 1 cucchiaio di olio di sesamo
- 1 cucchiaino di zenzero fresco grattugiato
- Semi di sesamo per guarnire
- Riso integrale cotto

Preparazione:

1. In una padella grande o in un wok, scaldate l'olio di sesamo.

2. Aggiungete l'aglio e lo zenzero e cuocete per 1-2 minuti.

3. Aggiungete il tofu e cuocete fino a che è dorato su tutti i lati.

4. Aggiungete le verdure e cuocete fino a quando sono tenere ma ancora croccanti.

5. Condite con salsa di soia e mescolate bene.

6. Servite il stir-fry sopra il riso integrale e guarnite con semi di sesamo.

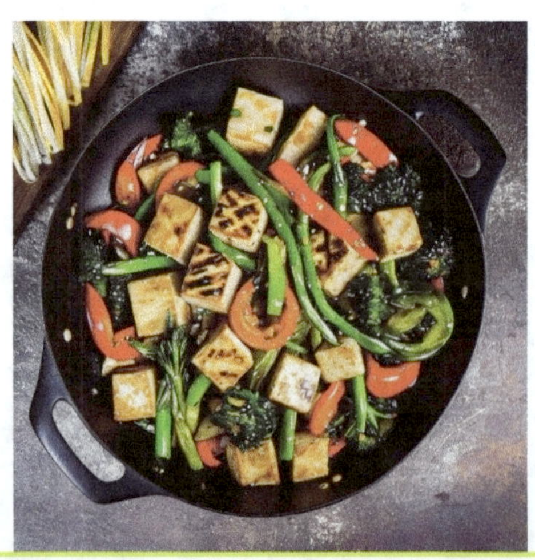

Zuppa di Verdure e Fagioli

Le zuppe sono perfette per una cena leggera ma nutriente.

Questa zuppa di verdure e fagioli è ricca di fibre e proteine.

Ingredienti:

- 1 cipolla tritata

- 2 carote, affettate

- 2 gambe di sedano, affettati

- 2 zucchine affettate

- 1 lattina di pomodori a cubetti

- 1 lattina di fagioli cannellini, scolati e sciacquati

- 1 litro di brodo vegetale

- 1 cucchiaio di olio d'oliva

- 1 cucchiaino di origano secco

- 1 cucchiaio di basilico secco

- Sale e pepe

- Spinaci freschi per guarnire

Preparazione:

1. In una pentola grande, scaldate l'olio d'oliva e soffriggete la cipolla, le carote e il sedano fino a che sono teneri.

2. Aggiungete le zucchine, i pomodori, i fagioli e il brodo vegetale.

3. Condite con origano, basilico, sale e pepe.

4. Portate a ebollizione, poi abbassate il fuoco e lasciate sobbollire per 20-30 minuti.

5. Servite la zuppa calda, guarnita con spinaci freschi.

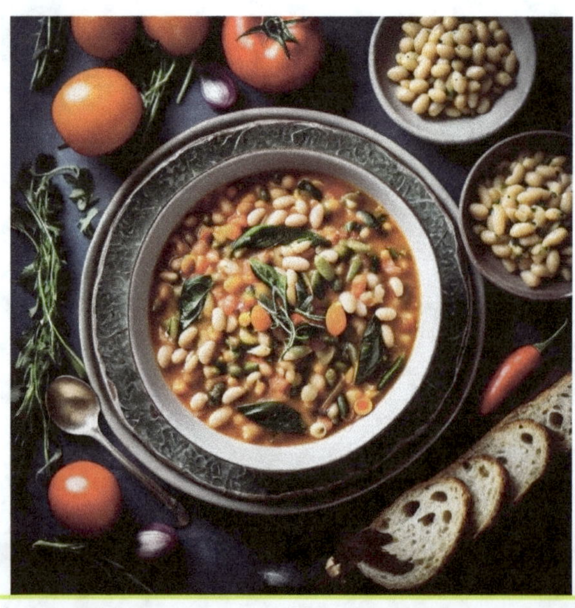

Conclusione

La cena è un momento importante per concludere la giornata con un pasto nutriente e saziante. Pianificando cene equilibrate che includono proteine magre, carboidrati complessi, grassi sani e verdure, potete assicurare che il vostro corpo riceve tutti i nutrienti necessari per una buona salute e un sonno ristoratore. Nei capitoli successivi, esploreremo come scegliere spuntini salutari e come mantenere abitudini alimentari sane durante tutta la giornata. Buona cena!

Spuntini Salutari ed Energizzanti

Benvenuti al settimo capitolo di "Mangiare Sano: La Guida Completa per una Vita Salutare ed Equilibrata". In questo capitolo, esploreremo l'importanza degli spuntini nella dieta quotidiana. Gli spuntini possono essere una parte fondamentale di un regime alimentare sano, fornendo energia tra i pasti principali e sostenendo a mantenere stabili i livelli di zucchero nel sangue. Discuteremo come scegliere spuntini sani, i benefici degli spuntini equilibrati e vi proporremo alcune idee e ricette facili e veloci.

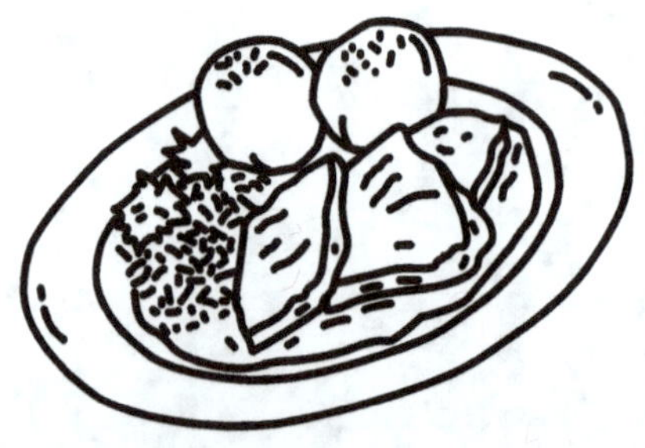

L'importanza degli Spuntini

Gli spuntini possono svolgere un ruolo cruciale nel mantenere un'alimentazione bilanciata, specialmente per chi ha una vita attiva o per coloro che cercano di gestire il proprio peso.

Regolazione del Metabolismo

Mangiare a intervalli regolari può aiutare a mantenere il metabolismo attivo. Gli spuntini tra i pasti principali possono prevenire i cali di energia e migliorare la combustione delle calorie.

Controllo della Fame

Consumare piccoli spuntini sani può aiutare a prevenire la fama eccessiva, che spesso porta a scelte alimentari poco salutari e a porzioni eccessive durante i pasti principali.

Miglioramento delle Prestazioni Cognitive

Gli spuntini sani possono migliorare la concentrazione e la produttività. Nutrienti come proteine, fibre e grassi sani aiutano a mantenere stabili i livelli di zucchero nel sangue, migliorando la funzione cerebrale.

Scelta di Spuntini Sani

Quando si tratta di scegliere spuntini sani, è importante scegliere alimenti nutrienti che forniscono una combinazione di proteine, carboidrati complessi e grassi sani.

Proteina

Le proteine aiutano a sentirsi sazi più a lungo e forniscono energia sostenuta. Alcuni esempi di spuntini ricchi di proteine includono:

- Yogurt greco
- Hummus con verdure
- Noci e semi
- Uova sode

Carboidrati complessi

I carboidrati complessi forniscono energia a lungo termine e sono spesso ricchi di fibre. Esempi di spuntini con carboidrati complessi includono:

- Frutta fresca
- Verdure crude con hummus
- Cracker integrali
- Barrette di cereali integrali

Grassi Sani

I grassi sani sono importanti per l'assorbimento delle vitamine e per il benessere generale. Alcuni spuntini con grassi sani includono:

- Avocado su pane integrale
- Frutta secca (come mandorle e noci)
- Oliva
- Semi di chia

Idee e Ricette per Spuntini Sani

Esploriamo alcune idee e ricette che possono rendere i vostri spuntini sani, gustosi e facili da preparare.

Yogurt Greco con Miele e Noci

Questo spuntino è ricco di proteine, grassi sani e una dolcezza naturale che lo rende irresistibile.

Ingredienti:

- 1 tazza di yogurt greco
- 1 cucchiaio di miele
- 1/4 di tazza di noci tritate

Preparazione:

1. Mettete lo yogurt greco in una ciotola.
2. Aggiungete il miele e mescolate bene.
3. Guarnite con le noci tritate e servite.

Hummus con Verdure Crudo

L'hummus è una fonte eccellente di proteine e fibre, mentre le verdure crude aggiungono croccantezza e nutrienti.

Ingredienti:

- 1 tazza di hummus

- Carote affettate

- Sedano affettato

- Peperoni affettati

- Cetrioli affettati

Preparazione:

1. Disponete le verdure affettate su un piatto.

2. Servire con una ciotola di hummus al centro per intingere.

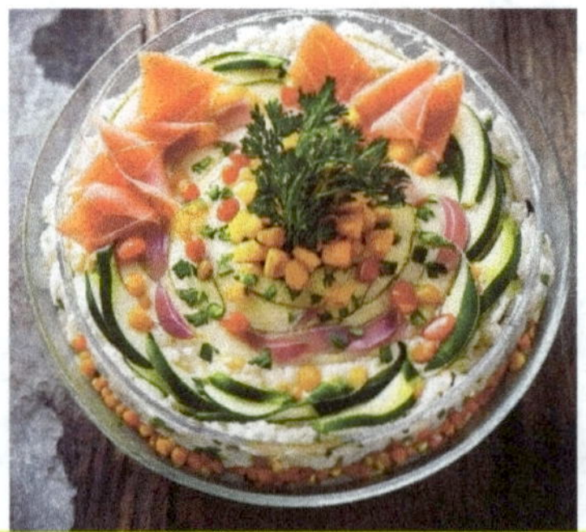

Toast all'avocado

L'avocado toast è un classico spuntino ricco di grassi sani e fibre.

Ingredienti:

- 1 fetta di pane integrale tostato

- 1/2 avocado maturo

- Succo di limone

- Sale e pepe

Preparazione:

1. Schiacciate l'avocado con una forchetta e aggiungete un po' di succo di limone, sale e pepe.

2. Spalmate l'avocado sul pane tostato e servite subito.

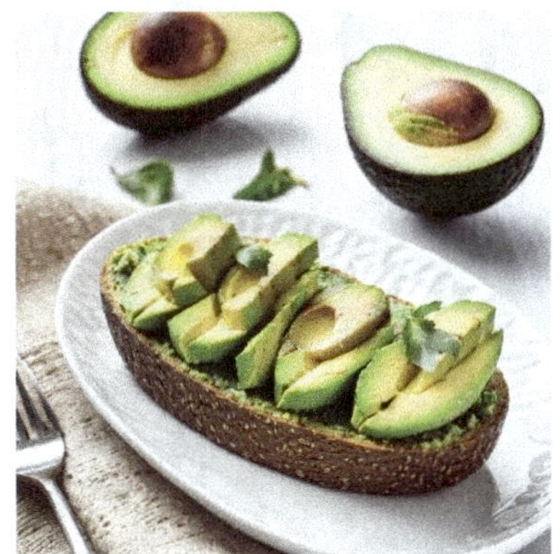

Frutta e Formaggio

La combinazione di frutta e formaggio fornisce un equilibrio perfetto di carboidrati, proteine e grassi.

Ingredienti:

- 1 mela, affettata
- 30g di formaggio cheddar a fette
- Una manciata di noci

Preparazione:

1. Disponete le fette di mela su un piatto.
2. Aggiungete il formaggio e le noci.
3. Servite come spuntino bilanciato e nutriente.

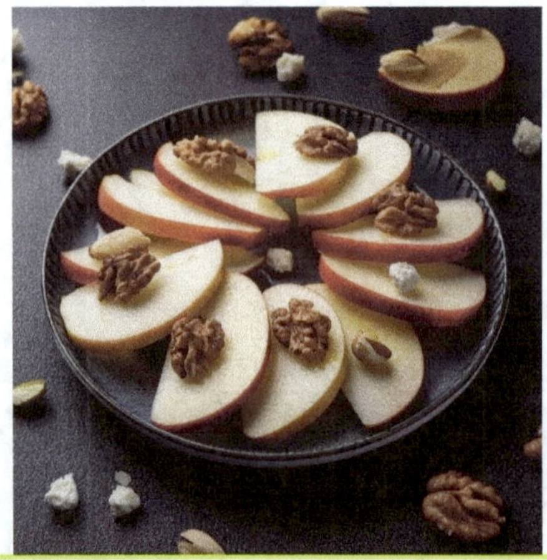

Barrette Energetiche Fatte in Casa

Le barrette energetiche fatte in casa sono un'alternativa salutare alle versioni commerciali, spesso ricche di zuccheri aggiunti.

Ingredienti:

- 1 tazza di fiocchi d'avena
- 1/2 tazza di burro di mandorle
- 1/4 di tazza di miele
- 1/4 di tazza di semi di chia
- 1/4 di tazza di frutta secca tritata (come albicocche o uvetta)

Preparazione:

1. In una ciotola, mescolare tutti gli ingredienti fino a ottenere un composto omogeneo.
2. Versate il composto in una teglia foderata con carta da forno e pressate bene.
3. Lasciate riposare in frigorifero per almeno 2 ore.
4. Tagliare una molletta e conservarla in un contenitore ermetico.

Conclusione

Gli spuntini sani sono essenziali per mantenere energia e concentrazione durante la giornata. Scegliendo alimenti nutrienti e bilanciati, potete assicurare che i vostri spuntini contribuiscano positivamente alla vostra dieta complessiva. Nei prossimi capitoli, esploreremo ulteriormente come mantenere abitudini alimentari sane in situazioni diverse e come gestire le sfide comuni legate all'alimentazione. Buon spuntino!

L'Importanza dell'Idratazione

Benvenuti all'ottavo capitolo di "Mangiare Sano: La Guida Completa per una Vita Salutare e Equilibrata". In questo capitolo, esploreremo l'importanza dell'idratazione per la salute generale. Bere abbastanza acqua e altri liquidi sani è fondamentale per il funzionamento ottimale del corpo. Discuteremo i benefici dell'idratazione, le linee guida su quanto bere e alcune strategie per mantenere una corretta idratazione durante la giornata.

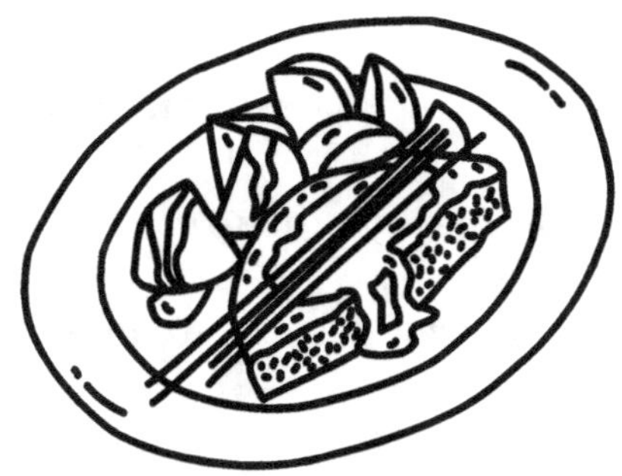

Perché l'Idratazione è Essenziale

L'acqua è il principale componente del nostro corpo e svolge numerose funzioni vitali. Ecco alcuni dei principali benefici dell'idratazione:

Supporto alle Funzioni Corporee

L'acqua è essenziale per la digestione, l'assorbimento dei nutrienti, la circolazione sanguigna e la regolazione della temperatura corporea. Ogni cellula, tessuto e organo del nostro corpo dipende dall'acqua per funzionare correttamente.

Salute della Pelle

Un'adeguata idratazione mantiene la pelle elastica e luminosa. La disidratazione, invece, può portare a secchezza, desquamazione e invecchiamento precoce della pelle.

Controllo del Peso

Bere acqua prima dei pasti può aiutare a controllare l'appetito e prevenire l'eccesso di cibo. Spesso, la sete viene confusa con la fame, portando a un consumo calorico non necessario.

Funzione Cognitiva

L'idratazione influisce direttamente sulle funzioni cognitive. Anche una lieve disidratazione può compromettere la memoria, la concentrazione e l'umore.

Prestazioni Fisiche

L'acqua è cruciale per le prestazioni fisiche, poiché aiuta a mantenere il corretto equilibrio elettrolitico e a prevenire la fatica muscolare. Durante l'attività fisica, è importante mantenere un'adeguata idratazione per evitare crampi e cali di prestazione.

Quanta Acqua Bere

Le esigenze idriche variano in base a diversi fattori come l'età, il sesso, il livello di attività fisica e il clima. Tuttavia, ci sono alcune linee guida generali che possono essere seguite.

Linee Guida Generali

L'Institute of Medicine raccomanda un'assunzione giornaliera totale di circa 3,7 litri (13 bicchieri) per gli uomini e 2,7 litri (9 bicchieri) per le donne, provenienti da tutte le bevande e gli alimenti consumati.

Ascoltare il Proprio Corpo

Oltre a seguire le linee guida, è importante ascoltare i segnali del proprio corpo. La sete è un indicatore naturale che il corpo ha bisogno di acqua. Tuttavia, non aspettate di avere sete per bere, poiché questo potrebbe significare che siete già leggermente disidratati.

Idratazione Durante l'Attività Fisica

Chi pratica attività fisica dovrebbe aumentare l'assunzione di acqua per compensare la perdita di liquidi attraverso il sudore. Bere piccoli sorsi di acqua prima, durante e dopo l'esercizio può aiutare a mantenere un'idratazione adeguata.

Strategie per Mantenere una Corretta Idratazione

Esploriamo alcune strategie pratiche per assicurarvi di rimanere idratati durante la giornata.

Portare Sempre con Sé una Bottiglia d'Acqua

Avere una bottiglia d'acqua riutilizzabile a portata di mano vi aiuterà a bere regolarmente. Scegliete una bottiglia che vi piace e che è facile da trasportare.

Aggiungere Sapore all'Acqua

Se trovate l'acqua naturale noiosa, provate ad aggiungere una fetta di limone, lime, cetriolo o foglie di menta. Questo può rendere l'acqua più invitante e piacevole da bere.

Consumare Alimenti Ricchi di Acqua

Molti frutti e verdure hanno un alto contenuto di acqua e possono contribuire all'idratazione giornaliera. Alcuni esempi includono:

- Anguria

- Cetriolo

- Fragole

- Melone

- Zucchine

- Sedano

Bere Tisane e Infusi

Le tisane e gli infusi senza caffeina possono essere un'ottima alternativa all'acqua e aggiungono varietà alla vostra assunzione di liquidi.

Stabilire un Ritmo

Stabilire delle abitudini può aiutarvi a bere di più. Ad esempio, bevete un bicchiere d'acqua appena svegli, uno prima di ogni pasto e uno prima di andare a letto.

Riconoscere i Segni di Disidratazione

È importante saper riconoscere i segni di disidratazione per poter intervenire tempestivamente. Alcuni sintomi comuni includono:

- Sete eccessiva

- Bocca asciutta

- Urine di colore scuro

- Fatica

- Vertigini

- Mal di testa

Se notate questi sintomi, è importante aumentare immediatamente l'assunzione di acqua e, se necessario, consultare un medico.

Conclusione

L'idratazione è una componente essenziale di una dieta sana e di uno stile di vita equilibrato. Assicurarsi di bere abbastanza acqua ogni giorno può migliorare la vostra salute generale, aumentare l'energia e favorire la concentrazione. Nei prossimi capitoli, continueremo a esplorare come mantenere abitudini alimentari sane in diverse situazioni e come gestire le sfide comuni legate all'alimentazione. Salute!

Pianificare i Pasti e Gestire le Tentazioni

Benvenuti al nono capitolo di "Mangiare Sano: La Guida Completa per una Vita Salutare e Equilibrata". In questo capitolo, affronteremo l'importanza della pianificazione dei pasti e come gestire le tentazioni alimentari. Una buona pianificazione può fare la differenza tra una dieta equilibrata e scelte alimentari impulsive che possono compromettere i vostri obiettivi di salute. Scopriremo strategie pratiche per pianificare i pasti e affronteremo le sfide comuni legate alle tentazioni alimentari.

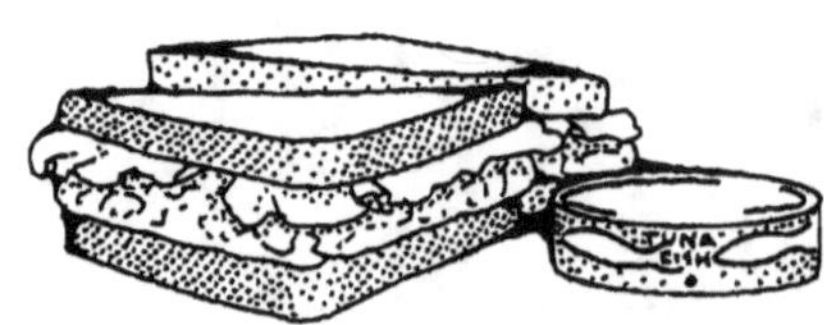

L'Importanza della Pianificazione dei Pasti

Pianificare i pasti è un passo fondamentale per mantenere un'alimentazione sana e bilanciata. Questo processo non solo aiuta a garantire che il vostro corpo riceva tutti i nutrienti di cui ha bisogno, ma può anche farvi risparmiare tempo e denaro.

Benefici della Pianificazione dei Pasti

- Controllo delle Porzioni: Pianificare i pasti permette di controllare meglio le porzioni e prevenire l'eccesso di cibo.

- Varietà Nutrizionale: Una pianificazione consapevole aiuta a includere una vasta gamma di nutrienti, evitando di mangiare sempre gli stessi alimenti.

- Risparmio di Tempo e Denaro: Con una pianificazione accurata, si possono evitare acquisti impulsivi e spese inutili, e si può ottimizzare il tempo dedicato alla preparazione dei pasti.

Come Iniziare a Pianificare

- Stabilire Obiettivi Nutrizionali: Determinate quali sono i vostri obiettivi di salute e nutrizione. Ad esempio, aumentare l'apporto di proteine, ridurre il consumo di zuccheri, ecc.

- Creare un Calendario dei Pasti: Pianificate i pasti della settimana in anticipo, includendo colazione, pranzo, cena e spuntini.

- Lista della Spesa: Fate una lista della spesa basata sui pasti pianificati, in modo da acquistare solo ciò che è necessario.

- Preparazione dei Pasti: Dedicate del tempo a preparare in anticipo alcuni pasti o ingredienti chiave, per rendere la settimana più facile e meno stressante.

Strategie per Gestire le Tentazioni Alimentari

Le tentazioni alimentari sono una parte normale della vita e possono rendere difficile mantenere un'alimentazione sana. Tuttavia, con alcune strategie pratiche, è possibile gestirle in modo efficace.

Identificare le Tentazioni Comuni

- Snack Dolci e Salati: Biscotti, patatine, dolciumi.

- Cibi Confezionati: Fast food, cibi pronti, bevande zuccherate.

- Mangiare Fuori: Pasti al ristorante, cene con amici, eventi sociali.

Strategie per Resistere alle Tentazioni

- Consapevolezza: Riconoscere i momenti e le situazioni in cui si è più vulnerabili alle tentazioni. Essere consapevoli è il primo passo per gestirle.

- Alternative Sane: Tenere a portata di mano snack sani e gustosi può aiutare a soddisfare le voglie senza compromettere la dieta. Alcune opzioni includono frutta fresca, noci, yogurt greco, carote con hummus.

- Pianificare le Indulgenze: Non è realistico eliminare completamente le tentazioni. Pianificate i vostri momenti di indulgenza in modo che siano occasionali e controllati.

- *Gestione dello Stress: Spesso, le tentazioni alimentari sono legate allo stress o alle emozioni. Praticare tecniche di gestione dello stress come la meditazione, l'esercizio fisico e il rilassamento può aiutare a ridurre il desiderio di cibi non salutari.*

- *Evitare le Situazioni a Rischio: Se sapete che in certe situazioni siete più inclini a cedere alle tentazioni, cercate di evitarle o di prepararvi in anticipo con alternative sane.*

Esempi di Pianificazione dei Pasti

Vediamo alcuni esempi pratici di come pianificare i pasti per una settimana equilibrata.

Esempio di Menù Settimanale

Lunedì

- Colazione: Porridge di avena con frutta e noci
- Pranzo: Insalata di quinoa con verdure grigliate e feta
- Cena: Salmone al forno con broccoli e patate dolci
- Spuntini: Yogurt greco con miele, carote con hummus

Martedì

- Colazione: Smoothie verde con spinaci, banana e proteine in polvere
- Pranzo: Wrap integrale con tacchino, avocado e spinaci
- Cena: Stir-fry di tofu con verdure miste e riso integrale
- Spuntini: Mela con burro di mandorle, noci miste

Mercoledì

- Colazione: Uova strapazzate con pomodori e spinaci
- Pranzo: Zuppa di lenticchie e verdure
- Cena: Pollo alla griglia con insalata mista
- Spuntini: Frutta secca, barrette energetiche fatte in casa

Giovedì

- Colazione: Toast integrale con avocado e uova poché
- Pranzo: Insalata di ceci con cetrioli, pomodori e olio d'oliva
- Cena: Filetto di trota con quinoa e asparagi
- Spuntini: Fragole con yogurt, semi di chia

Venerdì

- Colazione: Pancake integrali con frutta fresca

- Pranzo: Sushi vegetariano

- Cena: Peperoni ripieni con riso integrale e tacchino

- Spuntini: Smoothie alla frutta, cracker integrali con hummus

Sabato

- Colazione: Muffin integrali con mirtilli

- Pranzo: Insalata di riso integrale con verdure e pollo

- Cena: Lasagne di melanzane e zucchine

- Spuntini: Anguria, bastoncini di verdure con salsa tzatziki

Domenica

- Colazione: Omelette con funghi e formaggio

- Pranzo: Piatti di antipasti misti con verdure, hummus e pita

- Cena: Spezzatino di manzo con patate e carote

- Spuntini: Banane con burro di arachidi, yogurt greco con frutta

Conclusione

Pianificare i pasti e gestire le tentazioni sono passi fondamentali per mantenere un'alimentazione sana e bilanciata. Con una buona pianificazione, potete assicurarvi di avere sempre a disposizione pasti nutrienti e gustosi, evitando scelte impulsive che possono compromettere i vostri obiettivi di salute. Nei prossimi capitoli, continueremo a esplorare strategie e consigli per mantenere abitudini alimentari sane in varie situazioni della vita quotidiana. Buon appetito e buona pianificazione!

Mangiare Sano Fuori Casa

Benvenuti al decimo capitolo di "Mangiare Sano: La Guida Completa per una Vita Salubre e Equilibrata". In questo capitolo, esploreremo come mantenere abitudini alimentari sane anche quando si è fuori casa. Che si tratti di cenare al ristorante, partecipare a eventi sociali o viaggiare, fare scelte salutari può sembrare una sfida. Tuttavia, con alcuni semplici consigli e strategie, è possibile godere di pasti gustosi e nutrienti ovunque vi troviate.

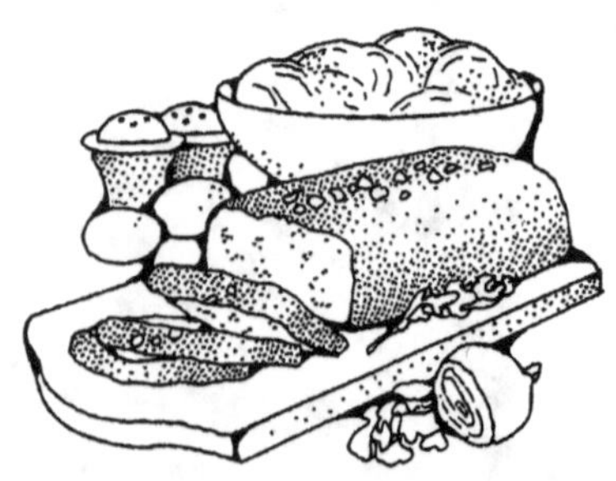

Mangiare al Ristorante

Mangiare fuori può essere una parte piacevole della vita sociale, ma è importante sapere come fare scelte salutari nel menù del ristorante.

Leggere il Menù con Attenzione

- **Opzioni Grigliate o al Forno**: Scegliete piatti grigliati, al forno o al vapore piuttosto che fritti o saltati in padella.

- **Porzioni**: Controllate le porzioni. Se il piatto è troppo grande, considerate di dividerlo con qualcuno o di portare a casa ciò che non riuscite a finire.

- **Condimenti e Salse**: Richiedete i condimenti e le salse a parte. Molte volte, queste possono aggiungere calorie e grassi non necessari.

Scelte Sane nei Vari Tipi di Cucina

- **Cucina Italiana**: Optate per piatti a base di pomodoro invece di quelli cremosi, scegliete pasta integrale se disponibile e aggiungete una porzione di verdure.

- **Cucina Asiatica**: Preferite sushi, piatti di riso integrale, stir-fry con verdure e tofu o pollo.

- **Cucina Messicana**: Scegliete burritos, tacos o insalate con proteine magre, fagioli e verdure, evitando formaggi e salse pesanti.

Strategie per il Ristorante

- **Iniziare con un'Insalata**: Cominciate il pasto con un'insalata o una zuppa leggera per aiutare a controllare l'appetito.

- **Bere Acqua**: Evitate bevande zuccherate o alcoliche, preferendo l'acqua o tè senza zucchero.

- **Pianificare in Anticipo**: Se possibile, guardate il menù online prima di arrivare al ristorante per decidere cosa ordinare in anticipo.

Eventi Sociali e Festività

Eventi sociali e festività possono essere particolarmente sfidanti per mantenere abitudini alimentari sane.

Come Gestire le Tentazioni

- **Non Arrivare Affamati**: Prima di andare a un evento, mangiate uno spuntino sano per evitare di arrivare affamati e fare scelte impulsive.

- **Portare un Piatto Sano**: Se possibile, portate un piatto sano da condividere, così avrete almeno un'opzione salutare da cui attingere.

- **Controllare le Porzioni**: Assaggiate un po' di tutto, ma in piccole porzioni. Questo vi permetterà di godere del cibo senza eccessi.

Gestione delle Bevande

- Moderazione nell'Alcool: Se bevete alcool, fatelo con moderazione. L'alcool non solo è calorico, ma può anche aumentare l'appetito e ridurre le inibizioni alimentari.

- Bevande Alternative: Preferite bevande senza zuccheri aggiunti, come acqua frizzante con una fetta di limone o tè freddo non zuccherato.

Mangiare Sano in Viaggio

Viaggiare può interrompere la vostra routine alimentare, ma con una buona pianificazione, è possibile mantenere un'alimentazione sana anche lontano da casa.

Prepararsi in Anticipo

- **Spuntini da Viaggio**: Portate con voi spuntini sani come frutta secca, noci, barrette di cereali integrali, yogurt greco e frutta fresca.

- **Ricerca Preliminare**: Informatevi sui ristoranti e i negozi di alimentari della zona in cui viaggerete, cercando opzioni che offrono piatti sani.

Scelte Alimentari in Viaggio

- **Aeroporti e Stazioni**: Molti aeroporti e stazioni ferroviarie offrono opzioni sane. Cercate insalate fresche, sandwich integrali, frutta e yogurt.

- **Hotel**: Se possibile, scegliete un hotel con cucina o frigorifero in camera, in modo da poter preparare alcuni pasti da soli. Altrimenti, cercate opzioni di colazione salutare come frutta, uova sode e avena.

- **Ristoranti Locali**: Quando mangiate fuori, cercate di seguire le stesse linee guida per i ristoranti menzionate sopra. Scegliete piatti con molte verdure, proteine magre e cereali integrali.

Conclusione

Mangiare sano fuori casa richiede consapevolezza e pianificazione, ma è assolutamente possibile. Con le giuste strategie, potete godere di pasti gustosi e nutrienti ovunque vi troviate, senza compromettere i vostri obiettivi di salute. Nei prossimi capitoli, continueremo a esplorare altre situazioni e sfide legate all'alimentazione sana, offrendo consigli pratici e suggerimenti utili per mantenere una vita equilibrata e salutare. Buon appetito e buon viaggio!

40

Un Viaggio Verso una Vita Più Sana

Grazie per averci accompagnato in questo viaggio attraverso "Mangiare Sano: La Guida Completa per una Vita Salutare e Equilibrata". Abbiamo esplorato insieme le molteplici sfaccettature di un'alimentazione sana, dai fondamenti della nutrizione alle strategie pratiche per affrontare le sfide quotidiane. Speriamo che questo libro vi abbia fornito le conoscenze e gli strumenti necessari per migliorare il vostro stile di vita alimentare.

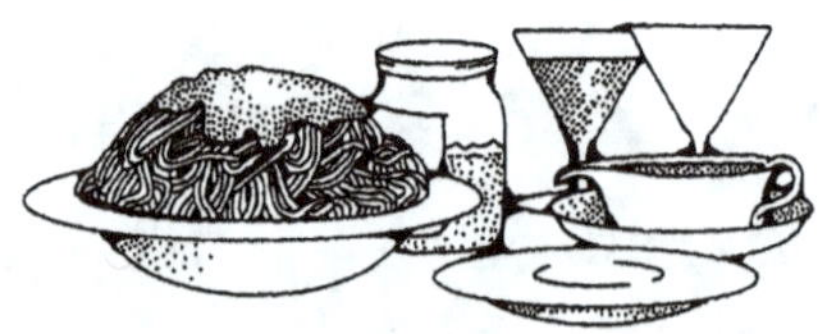

Riassunto dei Punti Chiave

Capitolo 1: I Fondamenti di una Dieta Sana

- Comprendere i macronutrienti e i micronutrienti essenziali.

- L'importanza di una dieta bilanciata e varia.

Capitolo 2: basi della nutrizione

- Come bilanciare i pasti.

- Comprendere i macronutrienti e i micronutrienti essenziali.

Capitolo 3: Pianificare i pasti

- Pianificazione settimanale dei pasti.

- Come scegliere alimenti freschi e di stagione.

Capitolo 4: Colazione

- Componenti di una colazione equilibrata.

- Ricette per colazioni nutritive.

Capitolo 5: Pranzi Nutrienti

- Componenti per un pranzo equilibrato.

- Ricette per pranzi sani.

Capitolo 6: Cene Salutari

- Componenti di una cena equilibrata.

- Ricette per cene nutrienti.

Capitolo 7: Spuntini Salutari

- Scegliere uno spuntino sano.

- Ricette per spuntini sani.

Capitolo 8: L'importanza dell'idratazione

- Benefici di una corretta idratazione.

- Linee guida su quanta acqua bere.

Capitolo 9: Pianificare i Pasti e Gestire le Tentazioni

- L'importanza della pianificazione dei pasti.

- Come gestire le tentazioni alimentari.

Capitolo 10: Mangiare Sano Fuori Casa

- Fare scelte salutari al ristorante e durante i viaggi.

- Strategie per mantenere un'alimentazione sana in diverse situazioni sociali.

Il Vostro Percorso Verso una Vita Salutare

Mangiare sano non è una destinazione, ma un percorso continuo. Ogni piccolo cambiamento positivo che fate contribuisce al vostro benessere complessivo. Ecco alcuni suggerimenti per mantenere il vostro impegno verso un'alimentazione sana:

1. **Educazione Continua**: *Continuate a informarvi e a imparare sulle nuove scoperte nutrizionali e sugli alimenti benefici. La scienza della nutrizione è in costante evoluzione.*

2. **Ascoltate il Vostro Corpo**: *Ogni individuo è unico e ciò che funziona per uno potrebbe non funzionare per un altro. Imparate a riconoscere i segnali del vostro corpo e adattate la vostra dieta di conseguenza.*

3.**Flessibilità e Moderazione**: Non siate troppo rigidi con voi stessi. La chiave è l'equilibrio. Godetevi i vostri cibi preferiti con moderazione e non lasciate che un singolo pasto influenzi negativamente il vostro percorso.

4.**Supporto Sociale**: Condividete il vostro viaggio con amici e familiari. Il supporto sociale può essere un potente motivatore e può rendere il percorso verso una vita sana più piacevole.

5.**Monitoraggio e Riflettori**: Tenete traccia dei vostri progressi e riflettete su come vi sentite fisicamente ed emotivamente. Questo vi aiuterà a rimanere motivati e a fare aggiustamenti quando necessario.

Guardando al Futuro

Una dieta sana è solo uno degli aspetti di uno stile di vita equilibrato. L'integrazione di altre abitudini salutari come l'attività fisica regolare, la gestione dello stress e il sonno adeguato contribuirà ulteriormente al vostro benessere complessivo. Ricordate che la salute è un viaggio, non una destinazione. Ogni passo che fate vi avvicina al raggiungimento di una vita lunga, sana e felice.

Grazie per aver scelto di esplorare "Mangiare Sano: La Guida Completa per una Vita Salutare e Equilibrata". Vi auguriamo tutto il meglio nel vostro viaggio verso una vita più sana e felice. Continuate a fare scelte consapevoli, informate e appaganti per voi stessi e per chi vi circonda. Buona salute e buon appetito!